AF363622

RAPPORT

SUR

L'Épidémie de Choléra des Gallinacés,

EN 1873,

En ce qui concerne l'arrondissement de Rouen,

Par M. le Dʳ J. BOUTEILLER,

Médecin en chef des épidémies pour cet arrondissement.

Le choléra des poules est de toutes les épizooties celle qui mérite le plus l'attention des médecins. S'il se montrait seulement en même temps que le choléra humain ou seulement après celui-ci, les médecins devraient par cela seul, l'étudier avec intérêt; mais le choléra des poules précède souvent le choléra humain. Pour ce motif, il est on ne peut plus important de s'en préoccuper.

Mon attention a été, pour la première fois en 1873, attirée sur le choléra des volailles par le docteur Loaisel de Saulnais, qui exerce à Argueil (arrondissement de Neuchâtel), par conséquent en dehors de mon service. Cependant, j'ai été frappé de ce qu'il m'a rapporté tant par écrit que de vive voix. En voici le résumé : Ce confrère a observé, en 1873, le choléra des gallinacés avant les premiers cas de choléra humain. En juillet, les cultivateurs de sa contrée ont perdu la moitié de leurs animaux appartenant à cette famille. On en pourrait citer plusieurs qui n'ont pas conservé un seul sujet, notamment M. le maire de Fry, M. Lefebvre, à Argueil, et M. Decaux, à Sigy. C'est une perte, au total, de deux cents, au moins, pour ces trois cultiva-

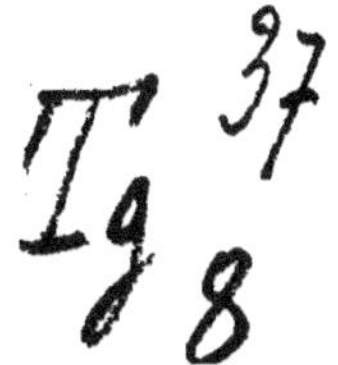

teurs. Les poules malades mouraient dans l'espace de 3 à 24 heures. La démarche de l'animal est chancelante; il tombe et se relève difficilement, il ne prend pas d'aliments, couleur violacée des muqueuses et de la crête, coma. A l'autopsie, M. Loaisel a trouvé sur trois sujets le foie doublé de volume ; dans l'intestin, toutes les manifestations de la fièvre typhoïde de l'espèce humaine (plaques de Peyer et de Brunner).

La maladie a frappé également les dindes.

A la fin de décembre 1873, ajoute M. Loaisel, les journaux de l'est et du nord de la France ont signalé une nouvelle épidémie sur les gallinacés.

J'ai su, que dans le canton de Bellencombre — qui ne me concerne pas non plus — un très-grand nombre de poules sont mortes en mars et avril 1873:

J'arrive à l'arrondissement de Rouen.

L'épizootie s'est montrée dans les environs de Rouen dès le commencement de l'année; vers la fin d'avril elle s'est déclarée chez M. Verrier, vétérinaire départemental, au Mont-Fortin, près Rouen (1). Il y avait là une centaine de volailles, tant poules que canards et élèves. En moins de 15 jours, 5 volailles succombèrent presque subitement et de temps en temps se produisit un nouveau décès. Le mal dura jusqu'en novembre. Les canards ont été exempts.

Voici quels ont été les symptômes de la maladie, quand on a eu le temps de les observer entre le début et la terminaison, quand la mort n'a pas été foudroyante : diminution d'appétit, puis abstinence complète d'aliments solides, soif ardente, tristesse, station

____

(1) Voir plus loin le rapport de M. Verrier.

sur une seule patte, recherche des endroits obscurs, indifférence à ce qui se passait autour d'elles ; dès le début, plumage moins brillant et crête devenant d'un brun foncé, cyanosée ; diarrhée séreuse, abondante, colliquative même, mêlée de parties d'un jauno verdâtre ou vertes tout à fait pathognomoniques, très-fétides ; puis affaiblissement et mort, sans convulsions, après une maladie variant ordinairement de 24 à 36 heures et, par exception, de 4 ou 5 jours. Un coq cochinchinois n'a succombé qu'après un mois.

Quelques poules ont été sacrifiées au début du mal et mangées. La viande était belle, rosée et tout à fait appétissante. Elle n'a causé aucun malaise à ceux qui l'ont consommée.

Autopsie : M. Verrier a toujours rencontré les intestins et le foie altérés. Intestins colorés extérieurement et ayant le système vasculaire fortement accusé. Au dedans des mucosités verdâtres, muqueuse épaissie, colorée et se réduisant facilement en bouillie, pointillée en rouge vif ; foie hypertrophié, fortement ictérique, dit M. Verrier, ramolli et se réduisant aussi facilement en une bouillie épaisse. Le sang en apparence n'était pas altéré.

Canton de Boos. — M. Hubert, médecin à Boos, n'a pas entendu dire que les volailles aient été malades pendant le choléra ; mais après celui-ci, il a pu observer chez ses poules un état tout particulier. Elles sont de l'espèce dite Brahma, ont une nourriture ordinaire, avoine et pain et ont une excellente hygiène ; tout à coup elles ont cessé de manger et ont bu énormément. — Efforts continuels de déglutition — pupille dilatée ;

cécité — crête foncée — plumes hérissées — coqs muets, tristesse, défécation abondante de matières très-liquides, vertes et d'une fétidité repoussante, amaigrissement très-rapide ; une des poules quoique malade a pondu deux œufs. Ces œufs, dont la coque était plus mince que d'usage, très-foncée en couleur — contenant une grande quantité de fer — étaient presque bleus. Avec la santé, la couleur et l'épaisseur de la coque sont revenues.

Voici le résultat de l'autopsie d'un coq que M. Hubert a tué le deuxième jour. Les organes sont dans l'état normal excepté l'intestin. La muqueuse de celui-ci est semée, surtout dans son tiers inférieur, de nombreuses taches d'un rouge très-brun. Vers sa terminaison, sur une longueur de 10 centimètres, les membranes sont épaissies de façon à former un renflement de la grosseur d'un doigt d'adulte et la muqueuse n'existe plus.

Pendant l'invasion prussienne dans notre contrée, M. Hubert, de Boos, a remarqué que les volailles ont péri dn mal qu'il a décrit plus haut, or à cette époque, la variole régnait épidémiquement ; faut-il en conclure que l'épizootie qui nous occupe coïncide avec d'autres épidémies que le choléra ?

M. Lefrançois, médecin à Amfreville-la-Mivoie, n'a pas entendu parler de choléra des volailles.

Canton de Buchy.— M. le Dr Descamps, de Buchy, n'a pas entendu dire qu'en 1873 on ait perdu des poules par suite de choléra, maladie qui certainement, dit-il, n'est pas connue, dans le pays, sous son vrai nom.

M. Dufossé dit Bain, à Blainville-Crevon, a vu en 1873, dans la contrée qu'il dessert, des volailles et des lapins atteints d'une espèce de choléra, mais, ce qui, selon lui, ôte beaucoup de valeur à cette observation, c'est qu'en 1874 cette affection s'est reproduite. Il me l'affirmait à la fin de Mai 1874. Voici d'ailleurs ce qu'il m'écrivait le 28 décembre 1873 :

« Le choléra a sévi sur les volailles en offrant des
« caractères très-différents. Chez les unes la cyanose
« était très-prononcée et chez les autres c'était la diar-
« rhée. Toutes mouraient dans un temps relativement
« très-court (de 20 à 30 heures). Les volailles qui
« succombaient à la diarrhée offraient un écoulement
« visqueux et incolore par le bec, souvent très-abon-
« dant. Ce phénomène manquait dans la forme cya-
« nique ; les volailles atteintes ne se tenaient que sur
« une patte et avaient les paupières à demi-closes.

« Les lapins n'ont pas été non plus exempts de ma-
« ladies en 1873. Ils avaient la diarrhée du météorisme
« et périssaient au bout de sept ou huit jours. Leur
« maladie me paraît être une affection de nature ty-
« phoïde. »

Voici maintenant ce que M. Bain m'écrivait en juillet 1874 :

« La maladie des poules a recommencé, cette année, vers la fin d'avril, après un intervalle de sept mois. Comme en 1873, la cyanose et la diarrhée étaient les symptômes prédominants. La mort survenait en moyenne du quatrième au sixième jour.

« Chez les lapins, le gonflement du ventre, la diarrhée, la perte d'appétit et l'amaigrissement progressif, mais rapide, formaient les symptômes de leur maladie pendant la vie, et leur durée a varié de huit à quinze jours. A l'autopsie, en outre des arborisations vasculaires, intestinales très prononcées, la cavité du péritoine contenait de la sérosité en excès. Le cœur était mou, et les poumons présentaient çà et là des granulations tuberculeuses, blanchâtres, faciles à énucléer et à écraser entre les doigts.

« Après en avoir perdu cinq sur huit, j'ai assaini leur loge en donnant plus d'air, en renouvelant la paille deux fois par semaine, et en supprimant l'herbe nouvelle, (*trop souvent mouillée*), qu'on leur donnait aux repas. Cette nourriture fut remplacée par de l'avoine, du trèfle sec et de l'eau, et j'ai pu, par ce moyen si simple, conserver à la vie les trois autres lapins qui me restaient, quoiqu'ils fussent déjà atteints de la maladie.

« Cette épidémie, d'après les renseignements que j'ai pris, a cessé vers la fin de mai dans ma circonscription. »

CANTON DE CLÈRES. — M. Gaudin, médecin à Quincampoix, m'a écrit qu'en ce qui concerne le choléra des poules, il *n'a pu rien tirer*. On lui a bien dit, en effet, qu'on en avait beaucoup perdu ; mais de quelle maladie ? Il ne le sait.

Quant au choléra des volailles, m'a écrit M. le Dr Lacombe, de Sierville, je ne sache pas en avoir entendu rien dire.

CANTON DE DARNÉTAL. — M. le Dr Lecoupeur ne sait rien du choléra des poules, cependant il se rappelle avoir perdu, à sa propriété du Boisguillaume (Mont-Renard), une poule qui a été frappée de mort presque subite à l'époque où régnait le choléra humain dans cette commune.

Pendant l'été de 1873, une épidémie typhique et

mortelle a eu lieu sur les volailles, à Bois-d'Ennebourg et à Bois-l'Evêque. M. Lefebvre, de La Neuville, Champ-d'Oisel, qui m'a communiqué cette note, ne s'explique pas davantage. Dois-je mettre cette épidémie au compte du choléra?

CANTON DE DUCLAIR. — Une épidémie de choléra s'est produite sur les volailles, dans un hameau de Jumiéges, situé sur les rives de la Seine, le hameau de Conihout; or le choléra humain a régné à Jumiéges. Il a causé la mort dans l'autre hameau de cette commune (hameau du Sablon), mais non dans le hameau de Conihout. (M. Cavoret fils.)

CANTON D'ELBEUF. — Dans la première semaine de septembre 1873, on a trouvé un matin, à Caudebec-lès-Elbeuf, chez la propriétaire même de M. le Dr Pernet, sept poules mortes sur neuf, une huitième succomba dans la journée; il n'en resta donc qu'une. Cela se passait précisément au moment où M. Pernet observait le choléra à Saint-Pierre, commune qui touche Caudebec-lès-Elbeuf.

CANTON DE GRAND-COURONNE. — Je tiens de M. Vautier, de Oissel, que durant l'épidémie humaine, il y a eu des volailles atteintes, elles aussi, du choléra, à la ferme de la Pereuse (Oissel), et dans une autre ferme du pays.

Dans la contrée qui environne Oissel, il n'y a pas eu de choléra des volailles.

M. Vautier a eu occasion de voir, au milieu de 1872, une personne des environs de Montfort-sur-Risle (Eure), dont les poules périssaient en très peu de temps, par suite d'une maladie toute particulière. Il en était de même chez ses voisins. Ceci se passait dans l'arrondissement de Pont-Audemer (Eure), et précisément le choléra humain s'est déclaré dans cet arrondissement avant d'apparaître dans la Seine-Inférieure. Cette note de M. Vautier confirme ce que j'ai dit dans les premières lignes de ce rapport.

En août et en septembre 1873, M. Quesnel, médecin à la Bouille, a vu l'épidémie de choléra sévir aussi sur les volailles, surtout sur les dindons. Un fermier de Sahurs en a perdu 19 sur 20. Ces jeunes poulets venaient, dit mon confrère, d'être achetés au marché de Duclair. Un autre fermier en a perdu 12. Les animaux élevés dans le pays ont bien moins souffert. — D'après le rapport des fermiers, les volailles étaient prises de diarrhées et cessaient de manger. En deux ou trois jours au plus elles mouraient. Plusieurs sont mortes le jour même. — Quelques heures après le refroidissement du cadavre, la peau devenait toute noire et la chair tombait en putréfaction au bout de six à huit heures. Aussi se hâtait-on de les enfouir.

M. le Dr A. Foville, directeur-médecin en chef de l'Asile de Quatremares, n'a eu connaissance d'aucun cas de choléra des volailles, ni à l'Asile ni autour de cet établissement.

Canton de Maromme. — M. Leclerc, secrétaire de la mairie de Houppeville, a remarqué que pendant les mois de juin et juillet 1873, les poules étaient tout-à-coup prises de diarrhées, et quatre ou cinq heures après, elles mouraient. On en a ainsi perdu le tiers de la totalité.

M. Lesauvage, médecin, qui dessert quelques communes du canton de Maromme, après avoir recueilli le détail précédent de la bouche même de M. Leclerc, s'est informé auprès de beaucoup de cultivateurs et n'a rien appris au sujet de l'épizootie qui nous occupe.

M. Lorgueilleux, qui exerce à Roumare, m'a affirmé qu'à Roumare et dans les environs on n'a parlé de rien au sujet de maladie des poules.

CANTON DE PAVILLY. — M. Lorgueilleux, dont je viens de citer le nom, a un fermier à Blacqueville qui n'a pu lui livrer les poulets portés sur son bail, attendu la mortalité excessive qui s'est déclarée dans sa basse-cour. Ses volailles, a-t-il dit, mouraient en une heure et devenaient toutes noires.

M. Bailleul, médecin à Croixmare, n'a pas observé le choléra des poules et n'a pas entendu dire qu'il ait existé dans cette commune. Les cultivateurs n'ont pas perdu plus de poules, par la maladie, en 1873, que les années précédentes.

Quant à la propagation de la maladie, M. Verrier, vétérinaire départemental, explique ainsi l'invasion du choléra des poules chez lui, quand il n'y en avait nulle part à plusieurs kilomètres à la ronde : dès le commencement de l'année il y en avait dans les environs de Rouen, à Boos, à Sotteville, notamment chez M. Mulot, à Sotteville. Plusieurs cadavres ont été apportés de chez M. Mulot au domicile de M. Verrier, rue de l'Hôtel-de-Ville, à Rouen ; on en fit l'autopsie et on jeta les débris au fumier ; or ce fumier a été porté à la ferme du Mont-Fortin. Là, les poules le fouillent et y trouvent une partie de leur nourriture : elles y ont certainement trouvé des débris des cadavres.

On a nié que le choléra des poules puisse être transmis par la consommation des débris cadavériques et on a démontré expérimentalement qu'il se transmet facilement par l'inoculation du sang, de la lymphe, des matières fécales etc., etc. Le fait de la ferme du Mont-Fortin a donc une grande importance (1).

M. Verrier a essayé tous les traitements sans aucun résultat. Il a employé le lait sortant du pis de la vache ; mais cela n'a fait qu'enrayer la maladie sans la guérir.

M. Vautier, d'Oissel, m'a affirmé que l'on avait coupé la crête d'une volaille malade et qu'elle a été guérie ainsi. Il faut rapprocher de ce fait trois autres mentionnés par M. Loaisel, de Saulnays, 3 sujets qu'il a soignés par une légère saignée et l'acétate d'ammoniaque sont revenus à la santé.

Voici le traitement qu'à institué M. Hubert, de Boos. Le temps étant humide et froid, il a placé ses poules dans un appartement jonché d'une paille sèche et épaisse ; il leur a donné à boire de l'eau ferrée et à manger du son mouillé d'eau chaude et additionnée d'une notable quantité de sous-nitrate de bismuth. Le lendemain elles ont commencé à becqueter un peu de leur pâtée ; la déglutition était encore difficile, puis elles ont mangé mieux et un peu plus. Les matières fécales se sont liées, la sérosité a diminué ; la couleur verte s'est mélangée de blanc, la fétidité s'est amoindrie, la pupille s'est contractée ; au bout de 4 ou 5 jours le mieux a été très-sensible ; alors le sous-nitrate

____

(1) Voir plus loin le rapport de M. Verrier.

de bismuth a été remplacé par de la craie, l'appétit est revenu, les chants ont recommencé — guérison.

J'ai indiqué, dit M. Bain, de Blainville, à plusieurs personnes, le moyen de guérir les volailles atteintes de choléra et le succès a dépassé toutes mes espérances. Le voici : faire cuire du riz dans de l'eau et ajouter à chaque cuillerée de riz une goutte de laudanum de Sydenham : une cuillerée à bouche suffit à chaque volaille. On continue ce traitement pendant 2 ou 3 jours.

Pour la police sanitaire, je renvoie à l'excellent travail de mon collègue, M. Verrier. Il conviendrait, selon lui, d'isoler les volailles malades. Cependant, chez lui, on n'a pas pratiqué l'isolement avec un grand soin et, chose remarquable, la maladie a fait peu de progrès dans l'ensemble de sa basse-cour.

Je m'arrête sans avoir la prétention d'avoir fait une Monographie, mais sachant bien que je n'ai fait qu'apporter une contribution aux travaux de MM. les vétérinaires ; je laisse à ces honorables praticiens le soin de déterminer, à l'aide d'observations bien prises et d'autopsies nombreuses, quelle est la nature de la maladie des volailles. Est-ce le choléra ? est-ce la fièvre typhoïde ? est-ce autre chose ? Personne ne peut encore le dire.

Il faudrait savoir en outre quelle forme d'épizootie des volailles précède le choléra humain ; quelle forme précède la fièvre typhoïde humaine ; quelle forme précède la variole humaine.

C'est dans ce sens qu'il faut diriger les études, afin qu'elles arrivent à un résultat utile.

Extrait du *Conseil central d'Hygiène publique et de Salubrité de la Seine-Inférieure.* — Année 1873-74.

Rouen. — Imp. H. Boissel.